健康要设防
——与大学生谈艾滋病

中国性病艾滋病防治协会　编著

人民卫生出版社

图书在版编目（CIP）数据

健康要设防：与大学生谈艾滋病 / 中国性病艾滋病防治协会编著 . —北京：人民卫生出版社，2015

ISBN 978-7-117-20487-3

Ⅰ.①健… Ⅱ.①中… Ⅲ.①大学生 – 获得性免疫缺陷综合征 – 防治 Ⅳ.①R512.91

中国版本图书馆 CIP 数据核字（2015）第 239511 号

| 人卫社官网 | www.pmph.com | 出版物查询，在线购书 |
| 人卫医学网 | www.ipmph.com | 医学考试辅导，医学数据库服务，医学教育资源，大众健康资讯 |

健康要设防
——与大学生谈艾滋病

编　　著：	中国性病艾滋病防治协会
出版发行：	人民卫生出版社（中继线 010-59780011）
地　　址：	北京市朝阳区潘家园南里 19 号
邮　　编：	100021
E - mail：	pmph @ pmph.com
购书热线：	010-59787592　010-59787584　010-65264830
印　　刷：	北京铭成印刷有限公司
经　　销：	新华书店
开　　本：	787 × 1092　1/32　　印张：1.5
字　　数：	34 千字
版　　次：	2015 年 10 月第 1 版 2022 年 8 月第 1 版第 9 次印刷
标准书号：	ISBN 978-7-117-20487-3/R·20488
定　　价：	10.00 元

打击盗版举报电话: 010-59787491　E-mail: WQ @ pmph.com
（凡属印装质量问题请与本社市场营销中心联系退换）

健康要设防
——与大学生谈艾滋病

编 审:

齐小秋　沈 洁　郝 阳　王新伦

编 写:

刘童童　李雨波　江 虹　曲美霞

前 言

大学生，是一个充满青春朝气的名字。莘莘学子在象牙塔中度过人生中最美好，也是最关键的一段时期。健康的体魄是幸福生活的基础，大学生朋友，当你尽情谱写青春乐章时，是否留意到"艾滋病"、"毒品"等不和谐音符已经悄然响起，时刻威胁着我们健康的身体和年轻的生命，甚至随时有可能摧毁美好的未来和家庭的幸福。

数据显示，近年来我国新发现艾滋病感染者中90%以上是经性途径传染的。现存艾滋病病毒感染者中约15%为15~24岁的年轻人，每年新发现艾滋病感染者数量从2008年到2014年上升了1.8倍，其中职业为学生感染者数量上升3.3倍。在这些青年学生感染者中，通过男男同性性行为感染的占了近80%。

这些触目惊心的数字提醒我们，艾滋病离我们并不遥远，它可能就在你我身边。一旦感染艾滋病，会给自己和家人带来难以磨灭的痛苦。不过也不用过度担心，只要掌握知识，做好防护措施，艾滋病并不可怕。即使感染了艾滋病，只要规范治疗，按时吃药，艾滋病还是可以控制的。可怕的不是艾滋病，而是对疾病的无知、无视和无畏。

本读物通过四个部分，向大学生朋友讲述了两性生理健康知识、艾滋病的预防和治疗、毒品与艾滋病的关系以及预防艾滋病宣传志愿者活动等内容。希望大学生朋友能够通过本书了解艾滋病，消除对艾滋病的恐惧心理和对艾滋病感染者的歧视，在保护自己的同时，积极投身艾滋病预防志愿者活动，用自己的行动体现社会价值，让美好青春绽放光彩。

编者

2015 年 9 月

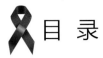

目 录

第一部分　青春的烦恼

1. 青苹果的诱惑——与你谈谈"性"

性活动是人类生活的一部分，它可以帮助人类生育后代，也可以使人获得愉悦和享受。但是，不合时宜的性也会带来一些不好的后果，如意外怀孕、流产，甚至感染疾病。

青年人有性冲动和性需求是很正常的现象，但是你可曾想过，性是一种具有后果的行为，并且要承担行为的后果。如果保护措施不当，可能导致意外怀孕，少女人工流产易引起感染、不孕等并发症。不固定的性伴侣，还会增加感染性病和艾滋病的风险。过早性体验也会影响到成年后配偶的选择，给婚后的生活留下潜在的阴影。

所以，当你还没有准备好承担性行为可能造成的后果时，就要控制自己不能偷尝禁果。青年朋友们有必要了解一些性健康知识，保护自己和他人的健康。美好青春需要设防！

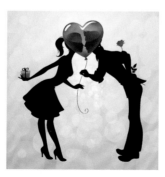

2. 你了解自己的身体吗

·外阴

外阴是女性生殖器外在的部分，从前到后有两个开口：前方较小的开口是尿道口，尿道通向膀胱，是排尿的通道。后方较大的开口是阴道口，是阴道的入口，通向子宫。每次月经来潮时经血由此排出，分娩时胎儿也由此产出。

·阴道

阴道是通向女性体内的一个管腔，成年女性的阴道长约8~10厘米，向上与子宫相连。阴道壁有皱褶，有较好的扩展性，其主要功能是性交时包围阴茎，为精子进入子宫提供场所；此外，经血通过阴道流出，胎儿经这里娩出。女性阴道中生长有一些正常的菌群，它们可以帮助阴道保持一定的酸度，不利于有害细菌的生长，增强了阴道抵抗疾病的能力。

·子宫和子宫颈

子宫是胎儿生长的地方。成年女性如果没有怀孕，她的子宫最里面一层膜每个月要脱落一次，月经就是每月脱落的子宫内膜和由此造成的出血。子宫下面的部分比较狭窄，与阴道相连，叫子宫颈。在子宫的上端左右各有一个开口通向输卵管。

·输卵管

输卵管是从子宫上端左右各伸出一条细长的管道，大约有 8~14 厘米长。输卵管的另一端是个喇叭形的开口，通向盆腔里面。卵巢排出的卵子由这个喇叭开口进入输卵管，到达子宫，在此过程中如果遇到男性的精子，就可结合成受精卵，发育成胎儿。

· 卵巢

卵巢位于子宫两旁、输卵管喇叭开口的下方。左右各一个卵巢。女性成年后，卵巢每月产生一个卵子，由卵巢排出后进入输卵管。卵巢的另一个功能是产生女性激素，女性具备的一些特征如月经、乳房、孕育胎儿的能力、与男性不同的声音等都是在这些激素的帮助下形成的。

从上面的描述中，可以看出女性的盆腔通过输卵管、子宫、子宫颈、阴道和阴道口与外界相通，而男性的盆腔没有与外界相通。因此，女性的健康就更易受到伤害。

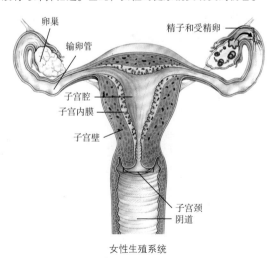

女性生殖系统

· 阴茎

阴茎是男子完成性和生育活动的重要器官。阴茎内血管特别多，在进行性活动时，这些血管会充满血液，使阴茎变大变硬，医学上叫勃起。阴茎的前端有一层皮肤的皱褶，叫包皮。包皮下容易隐藏一些脏东西，可能引起炎症，而且这些脏东西也可能通过性生活影响女性生殖器官的健康，因此要注意经常清洗。

· 阴囊

阴囊是位于阴茎下部容纳和保护睾丸和附睾的多层结构囊袋，阴囊内左右各包裹一个睾丸。

· 睾丸

睾丸是男性重要的生殖器官。它的一个功能是产生精子，另一个功能是制造男性激素，这些激素不但可以帮助精子成熟，还能维持男性的性活动能力和男性特征。

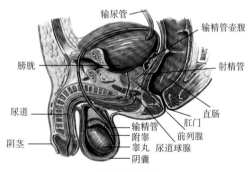

男性生殖系统

· 男性精液排出通道

精子在睾丸内生成后，可以在输送精液的通道内存储一段时间，在这个通道里和一些液体混合形成精液。射精时，精液被送入尿道，最后从尿道开口排出。所以男性尿道有排尿和排精两种功能。

3. 什么是安全性行为

安全性行为指的是不会带来任何不良健康后果的性行为，如：不会意外怀孕，不会感染性病、艾滋病，不会引起生殖器或其他组织、器官的损伤等。通常，人们认为禁欲和忠诚于性伴侣是安全性行为，另外，亲吻、抚摸、使用安全套等能够避免精液、血液、阴道分泌物等体液交换的性行为也被认为是安全性行为。

女孩子要特别注意安全性行为！

由于人体生理上的差别，在性活动中，疾病从男性传给女性的风险要比从女性传给男性的风险更高。而且，很多时候女性感染性病后症状不太明显，使她们失去尽早治疗的机会，导致更加严重的后果。而且，一旦发生意外怀孕，无疑会给女性的身体和心理都造成沉重的负担。因此，女孩子要特别注意自己的"性安全"。

4. 什么是 ABC 原则

近几年，在我国艾滋病的传播转变为以性途径为主要传播途径。针对预防经性途径传播艾滋病，提出了 ABC 预防原则：

A 是指禁欲（Abstinence），不发生性行为是避免经性途径感染艾滋病、性病的最可靠方法，也是避免意外怀孕的有效措施。青春期的男、女性要遵守道德规范，学会自我调节冲动，避免过早发生性行为，婚前应禁欲，避免发生婚前性行为。

B 是指忠诚（Befaithful），指的是只与一个性伙伴保持相互忠诚的性关系，忠于配偶，保持单一性伴侣。遵守性道德、固定性伴侣是预防性接触感染艾滋病、性病的最根本措施，但前提是这个性伴侣是健康的，没有艾滋病和性病。青年人要养成健康的行为方式，避免发生婚外性行为，更不要发生多性伴侣行为。

C 是指使用安全套（Condom），如果做不到 A、B 两点，坚持正确使用安全套是保护性伴双方减少艾滋病、性病感染机会和避免意外怀孕的一种有效预防方法。

· 安全套小 tips

安全套又叫避孕套，广泛采用的是男用安全套，故又叫阴茎套。它是用优质天然乳胶制成的圆筒状薄膜套，远端有一个小囊叫做贮精囊，是性交时贮存精液的地方；近端开口部（套口）有一个略有松紧的橡皮圈，将其套在阴茎上具有紧束阴茎的作用。安全套按开口部直径大小可分为大、中、小等型号，开口部直径 35 毫米为大号，33 毫米为中号，31 毫米为小号。

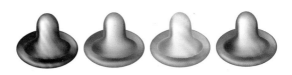

> **正确使用安全套的方法:**
>
> 将安全套挤到一边,从另一边撕开安全套的包装,用手挤出安全套,小心不要让包装边缘、指甲等划破安全套;
>
> 分清内外,卷边应朝外,左手挤压安全套顶端小囊以排出空气,右手将安全套从龟头向阴茎根部顺势展开;
>
> 在生殖器接触前,阴茎已勃起的情况下戴好安全套;
>
> 射精后,在阴茎尚未疲软前,按压住安全套的开口以防精液流出,同时抽出阴茎;
>
> 然后取下安全套并打结封口或用纸包好丢入垃圾桶。

5. 对性病 Say No

性病是指以性行为为主要传播途径的一组传染病,常见性病包括梅毒、淋病、尖锐湿疣、生殖器疱疹、非淋菌性尿道炎等。

性病除通过性接触传播外,还可通过母婴、血液及污染的生活用具传播。

性病感染可无自觉症状,尤其是女性,因此,有非婚性行为、多性伴等不安全性行为者应定期到医院检查。早期发现、规范治疗可以提高疗效,减少并发症、后遗症的发生,以及减少感染和传播艾滋病的风险。

应当注意的是,不是所有发生在生殖器部位的损害或病变都是性病,这需要医生进行鉴别和诊断。

> **预防性病要做到:**
>
> 洁身自爱、避免乱性行为;
>
> 正确使用质量合格的安全套;
>
> 不吸毒,不与他人共用注射器、针头(因为梅毒等性病也可经血液传播)。

第二部分　要爱不要艾滋

6. 什么是艾滋病

艾滋病的医学全称是获得性免疫缺陷综合征（acquired immune deficiency syndrome，AIDS），是人类免疫缺陷病毒（human immunodeficiency virus，HIV），又称艾滋病病毒，侵入人体后发生的一种严重传染病。

人体的免疫系统就像一个国家的军队及警察，一旦遭到破坏，人体对来自内部的癌细胞及来自外部的细菌、病毒等病原体就丧失了抵抗能力，继而发生各种感染或肿瘤，最终导致死亡。艾滋病病毒专门攻击和破坏人体的免疫系统。

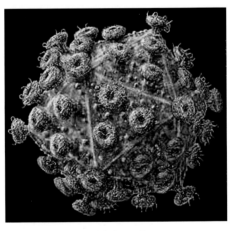

艾滋病病毒（示意图）

感染了艾滋病病毒的人，在免疫功能还没有受到严重破坏，没有出现明显临床症状前，被称为艾滋病病毒感染者（或称艾滋病病毒携带者）。艾滋病病毒感染者看上去与常人无异。当人体的免疫系统受到艾滋病病毒严重破坏，出现各种机会性感染或肿瘤时，称为艾滋病病人。

艾滋病病毒感染者和艾滋病病人都具有传染性。

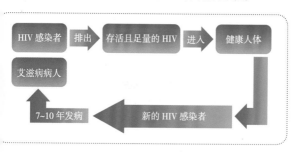

艾滋病病毒的传播

7. 艾滋病离我们并不远

我国于 1985 年首次报告艾滋病病例，此后感染者数量逐年增多。截至 2014 年 12 月底，全国报告现存活的艾滋病感染者和病人 50 余万例。2014 年新发现艾滋病病毒感染者约 10 余万例。我国人群整体艾滋病感染率虽然不高，但在局部地区和特定人群中流行严重。男性同性性行为人群平均感染率为 5.7%。

大学生是预防艾滋病的重点人群，近年来，青年学生感染者数不断增加，15~24 岁的青年学生新发 HIV 感染者人数从 2008 年的 482 例上升到 2013 年的 1607 例，上升3.3 倍。因此，大学生成为预防艾滋病的重点人群。

目前，经性途径传播上升速度明显，已成为我国艾滋病的最主要的传播途径。新发现的艾滋病病毒感染者中约90%是经性途径传播的，其中70%是经异性传播，20%是经同性传播。青年学生HIV感染者中约60%以上是因男性同性性行为感染。有调查显示，仅2.9%的青年学生接受过HIV检测，只占全部青年学生的很小一部分，或许还有更多的感染者没有被发现。

8. 艾滋病是如何传播的

艾滋病病毒是导致艾滋病的病原体，它是一种极小的微生物，主要存活于艾滋病病毒感染者和病人的血液、精液、淋巴液、阴道分泌物及乳汁中。因此，艾滋病病毒会通过以下三种途径传播：

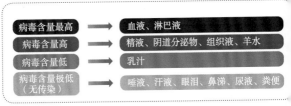

病毒含量最高	→	血液、淋巴液
病毒含量高	→	精液、阴道分泌物、组织液、羊水
病毒含量低	→	乳汁
病毒含量极低（无传染）	→	唾液、汗液、眼泪、鼻涕、尿液、粪便

人体中艾滋病病毒含量

· 性传播

在未采取使用安全套等保护措施的情况下，艾滋病病毒通过性交（包括阴道交、肛交、口交）的方式在男女之间、男男之间传播。性伴侣越多，感染的危险越大。男性同性行为因为常常采取肛交的方式，肛门皮肤黏膜易破损出血，相比异性性行为方式更容易造成艾滋病病毒的侵入和传播。

男男同性性行为，感染艾滋风险高

目前，在艾滋病新发感染者中，男男同性性行为人群所占比例不断攀升，我们不赞成男男同性恋等同于艾滋病的说法，但我们必须正视男男同性性行为人群中艾滋病感染率高的现实，必须采取措施维护男男同性性行为人群的健康，因此当发生男男同性性行为时，一定要坚持使用安全套。

· 血液传播

共用注射器静脉吸毒；输入被艾滋病病毒污染的血液及血制品；使用被艾滋病病毒污染且未经严格消毒的注射器、针头；移植被艾滋病病毒污染的组织、器官都可能感染艾滋病病毒，与感染者或病人共用剃须刀、牙刷等也存在感染艾滋病病毒的风险。

· 母婴传播

感染了艾滋病病毒的孕妇，体内的病毒可经胎盘感染胎儿；分娩过程中，胎儿经过产道时接触母体的分泌物和血液等可感染艾滋病病毒；产后艾滋病病毒通过母乳喂养可感染婴儿。

性传播

血液传播

母婴传播

艾滋病的三种传播途径

9. 日常生活和工作接触不会传播艾滋病

艾滋病病毒是一种非常脆弱的病毒，对外界环境的抵抗力较弱，离开人体后，常温下存活时间很短。常用消毒剂都可以杀灭艾滋病病毒。科学证明与艾滋病病毒感染者和病人的日常生活和工作接触不会感染艾滋病。

· 日常接触不传播

在工作和生活中与艾滋病病毒感染者和病人的一般接触，如握手、拥抱、礼节性接吻、共同进餐以及共用劳动工具、办公用具、钱币等不会感染艾滋病病毒。艾滋病病毒不会经马桶圈、电话机、餐饮具、卧具、游泳池或公共浴池等公共设施传播。咳嗽和打喷嚏不会传播艾滋病病毒。

· 蚊虫叮咬不传播

艾滋病病毒在蚊子体内不繁殖；蚊子在吸血时不会将已吸进体内的血液再注入被叮咬的人；流行病学调查已经充分证明，蚊虫叮咬不会传播艾滋病，目前在世界范围内还没有发现因蚊子或昆虫叮咬而感染艾滋病病毒的病例。

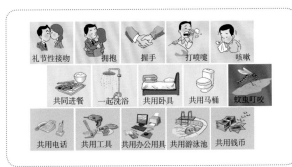

礼节性接吻　拥抱　握手　打喷嚏　咳嗽

共同进餐　一起洗浴　共用卧具　共用马桶　蚊虫叮咬

共用电话　共用工具　共用办公用具　共用游泳池　共用钱币

不会传播艾滋病的行为和情况

10. 艾滋病的窗口期

从艾滋病病毒进入人体，到能够检测出艾滋病病毒抗体的这段时期，称为窗口期。窗口期通常为2~12周，少数人可达半年或更长时间。处于窗口期的艾滋病病毒感染者，用常规方法在其血液中查不出病毒抗体，但具有传染性。因此，怀疑感染艾滋病而初次检测抗体呈阴性的人，应在3个月后复查抗体或进行艾滋病病毒核酸检测。

11. 艾滋病的潜伏期

从艾滋病病毒侵入人体到出现临床症状的这段时间称为艾滋病的潜伏期。处于潜伏期的感染者没有任何症状，但具有传染性。一部分人感染艾滋病病毒后，最初会出现一些感冒样症状，一般持续2~3周，可自行缓解。在未经治疗的情况下，艾滋病的平均潜伏期为7~10年，其中有部分感染者发展迅速，潜伏期可缩短至2~3年；还有部分感染者病程发展缓慢，潜伏期可延长到12年以上。

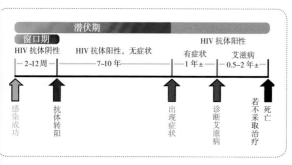

感染艾滋病后的自然发展过程

12. 得了艾滋病有什么表现

感染艾滋病病毒的初期，人体一般不会有明显的症状。即使有症状，都是非特异性的感冒样症状。因此根本不可能通过非特异性的感冒样症状来判断是否感染上艾滋病，只有通过检测才能确定。

当艾滋病病毒在人体中经历若干年的潜伏期后（平均为7~10年），被感染者会出现一些临床症状。最早可出现一些带状疱疹和口腔真菌感染，表明开始进入艾滋病的发病期。随着疾病的进展，病人会出现各种各样的表现，如持续的不明原因发热、不明原因腹泻、体重进行性下降、反复发生肺部感染、消化道症状、反复发生的皮疹，甚至到晚期出现神志的改变、肢体的活动障碍、视力下降等各个系统的表现。卡氏肺囊虫肺炎、卡波西肉瘤、巨细胞病毒感染以及结核病是最常见的艾滋病指征性疾病，也是最常见的威胁艾滋病病人生命的疾病。

13. 如何判断自己是否感染了艾滋病病毒

一旦发生了可能导致艾滋病病毒传播的行为，就存在感染艾滋病病毒的危险，但是怎么才能知道自己是否感染了艾滋病病毒呢？

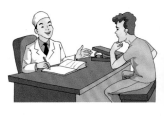

如有疑问，可以拨打12320卫生热线进行咨询；也可以到艾滋病自愿咨询检测门诊（VCT门诊）进行咨询检测，医务人员会根据您的情况判断是否需要进行艾滋病检测。

艾滋病诊断通常需要检测血液中是否存在艾滋病病毒抗体，包括初筛实验和确证实验。若初筛实验艾滋病病毒抗体呈阳性，则需要进行确证实验以最终确定是否感染艾滋病病毒，如确证实验也为阳性，则确诊感染艾滋病病毒。

通常可根据感染者的临床症状、体征和反映机体免疫水平的 CD_4 细胞计数检查，来诊断是否发展成为艾滋病病人。可以通过咨询热线或到当地疾病预防控制中心（原卫生防疫站）了解 VCT 门诊的分布信息。

14. 一旦感染艾滋病病毒应该怎么办

一旦感染了艾滋病病毒应该怎么办？这是一个大家都不愿意面对，但是又必须面对的问题。HIV 抗体检测结果为阳性，说明你已经是一个 HIV 感染者。应该怎么办？可参考以下建议：

（1）保持乐观情绪，保证合理营养，适当锻炼，避免再次感染其他疾病；

（2）定期就医，积极配合治疗，遵从医生嘱告，只有这样才能最大程度地延长生命，提高生活质量；

（3）如实将自己感染 HIV 的事实告诉配偶或性伴侣，并坚持正确使用安全套；

（4）提醒自己你有责任不将 HIV 传染给其他人。

15. 艾滋病可以治愈吗

目前还没有治愈艾滋病的药物，也无有效的疫苗，但已有较好的治疗办法，能有效地延长患者的生命，提高其生活质量。

对于艾滋病病人主要采取针对病毒和各种并发症的治疗措施，包括：抗病毒治疗（俗称"鸡尾酒"疗法）；中医药治疗；及早治疗已出现的机会性感染及肿瘤；支持、免疫调节和心理治疗。

"鸡尾酒"疗法：

指高效抗逆转录病毒治疗方法（HAART），是根据药物的组合原则，由三到四种药物组合而成。该疗法的应用可以减少单一用药产生的抗药性，最大限度地抑制病人体内病毒的复制，使已经受到破坏的免疫功能恢复，从而延长病人的生命。

抗病毒治疗是目前唯一能够延长艾滋病病人生命，提高生命质量的有效手段。但要知道：一是可能有药物副作用，给坚持治疗增加阻力；二是必须严格遵守治疗方案，否则治疗效果差，还可能导致病毒产生耐药性；三是必须终生服药，对治疗的提供者及接受者来说都是挑战。

16. 如何预防艾滋病

· 预防经性接触传播

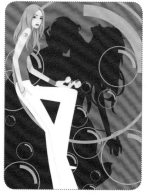

青年人要树立正确的爱情观和性道德观，理性面对性冲动，慎重处理两性关系。固定性伴侣，安全性行为是预防艾滋病经性途径传播的有效措施。正确使用质量合格的安全套（避孕套）可以大大降低感染艾滋病病毒的风险。

· 预防经血液传播

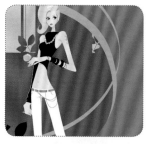

远离毒品，抵制毒品，坚决杜绝共用注射器吸毒的行为。不接受未经艾滋病病毒抗体检测合格的血液、血制品和器官；不使用未经严格消毒的注射器；不与他人共用注射器、剃须刀；不使用未经严格消毒的器具进行文身、文眉等美容操作。

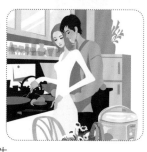

· 预防母婴传播

艾滋病病毒可能通过母婴途径传播，女性艾滋病感染者如考虑妊娠，应在医生的指导下严格采取抗病毒药物干预，可最大程度地保证孩子健康。

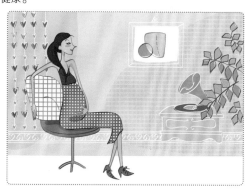

17. 什么是毒品

根据《中华人民共和国禁毒法》的规定，毒品是指鸦片、海洛因、甲基苯丙胺（冰毒）、吗啡、大麻、可卡因，以及国家规定管制的其他能够使人形成瘾癖的麻醉药品和精神药品。

从国际视角和法律角度看，毒品有两方面含义：

第一是指列入国际公约或相关法律管制、成瘾性强且无医疗价值的违禁物质，这类物质滥用后会对个体身心造成严重损害、导致严重公共卫生和社会问题。根据公约规定，这类物质严禁用于医疗或人类使用，例如：海洛因、大麻、冰毒、摇头丸等。

第二是指列入国际公约管制、具有合法医疗用途的麻醉药品和精神药品，例如吗啡、杜冷丁和一些镇静催眠药等。这些药品具有两重性，一方面是医疗使用的药品，可解除病痛；另一方面，由于其所具有的成瘾潜力，容易造成流失和非医疗目的的滥用，而一旦发生滥用其性质就会发生转变，由药品转化成为毒品。

18. 我国毒品滥用现状

我国的毒品问题自 20 世纪 80 年代后期重新出现至此后的二十多年中，流行滥用的主要毒品种类以阿片类（海洛因）为主，海洛因的滥用大体上经历了死灰复燃、流行蔓延到近年来的有所遏制几个阶段，特别是在 2005 年以来，海洛因滥用人群的增长幅度呈逐年减少趋势。而与此同时，滥用甲基苯丙胺（冰毒）、亚甲二氧基甲基苯丙胺（摇头丸）和以氯胺酮为主要成分的"K 粉"等新型合成毒品人数快速增长。根据国家禁毒办的统计，截至 2014 年底，累积登记在册的吸毒人数为 295.5 万人，滥用合成毒品人员的比例从 2005 年的 6.7% 增长到 2014 年底的 49.4%，许多地区新发生的吸毒人员以新型合成毒品滥用者为主，其中 35 岁以下青少年占到新滋生吸毒人员的 85% 以上，因此，青少年新型合成毒品的防控是当前禁毒工作的一个新挑战。

19. 什么是传统毒品

"传统毒品"和"新型合成毒品"都不是医学概念。一般来说，"传统毒品"指列入 1961 年联合国麻醉药品单一公约管制的物质，这类物质包括阿片类（如海洛因、吗啡等）、大麻和可卡因三大类。

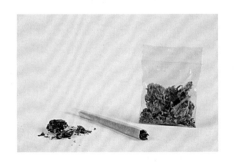

20. 什么是新型合成毒品

"新型合成毒品"主要指近些年发生流行滥用的一大类以化学合成来源为主的物质。根据此类毒品的毒理学性质，可以将"新型合成毒品"分为以下四类：第一类以中枢兴奋作用为主，代表物质是甲基苯丙胺（冰毒）；第二类兼具兴奋和致幻作用，代表物质是亚甲二氧基甲基苯丙胺（摇头丸）；第三类是致幻剂，如以氯胺酮为主要成分制成的"K粉"等；第四类是一些以中枢抑制作用为主的物质，包括氟硝西泮和 γ- 羟基丁丙酯（GHB）等，这类物质往往具有快速镇静催眠和麻醉效应，除具有成瘾性外，还被一些不法分子在娱乐场所等场合用于违法犯罪活动。

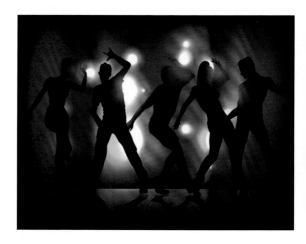

21. 目前我国流行滥用的几种主要毒品种类及其危害

（1）海洛因

海洛因俗称白粉，属于阿片类毒品，是我国流行滥用的主要毒品种类之一。海洛因的成瘾性极强，表现为一旦尝试就可能成瘾，成瘾后处于一种强迫性和不计后果的滥用状态，如果停止使用机体就会出现以中枢神经系统反应为主的一组戒断症状：轻者出现打哈欠、流眼泪、流鼻涕、焦虑、失眠等症状，重者导致腹痛、腹泻等严重胃肠功能障碍，震颤，痛性痉挛，皮肤起鸡皮疙瘩，脱水以至发热惊厥，有严重身体并发症者可因戒断反应的发作而导致死亡。对于吸毒者来说，一旦尝试就意味

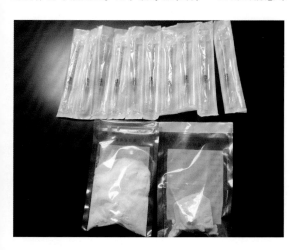

着成瘾，且海洛因成瘾者在戒毒后的复发率极高。海洛因滥用还可导致多身体器官损害，包括中枢神经系统、心脏、肝、肺、肾和内分泌系统及生殖系统等器官的病理性伤害。

（2）冰毒

冰毒外形为白色晶状体，通常被不法分子制成片剂或粉状物。滥用冰毒后导致以中枢神经系统高度兴奋为主的急性中毒症状/体征，包括：机械性的过度活动、面部发红、发热、出汗、心率加快、心律失常、血压升高（严重时可导致颅内出血）、精神亢奋、刺激性欲、失眠、焦躁不安、震颤、惊厥、易激惹，可有攻击或暴力行为；机体可能因剧烈活动而严重透支但本人并不知晓或不能控制自身行为；慢性中毒常表现为一些精神障碍，如精神错乱和分裂样症状、偏执行为等。精神障碍往往见于长期滥用的慢性中毒者。

（3）摇头丸

摇头丸又称"迷魂药"（ecstasy），属苯丙胺类兴奋剂的衍生物，同冰毒类似，摇头丸也被制成形形色色的片剂，滥用导致中枢神经兴奋和致幻双重作用。20世纪90年代以来，摇头丸作为一种"舞会药"在美国和欧洲一些国家的娱乐场所被广为滥用，现在波及至包括亚洲许多国家在内的世界范围。动物实验表明，摇头丸仅使用一次单剂量即可导致脑5-羟色胺能神经元损害。在人类，滥用摇头丸可导致神经系统的严重损伤，造成认知障碍和精神病性症状，如躁狂、焦虑、抑郁、睡眠障碍和记忆障碍等；其他躯体障碍包括：肌肉活动增加、磨牙、震颤、出汗、高热、惊厥、心血管功能障碍（如血压变化和心律失常）等严重致命损害。

摇头丸长期使用慢性中毒导致的精神障碍包括：分裂型精神病、自杀倾向、自我感消失、环境失真感幻觉、惊恐发作、认知障碍（如记忆缺失）和回闪现象等。因此，摇头丸滥用可导致大脑及其他重要生命器官和精神、行为等多方面严重损害，有些是不可逆的病理性损害，并易导致过量中毒死亡。

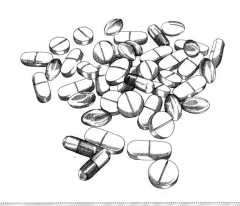

[案例]

★ 一位吃过摇头丸的小姐说，药劲半个小时就会上来，先是感到浑身发热，坐着坐着就想见动身体，控制不住地机械性地摇头、手舞足蹈，不摇就会浑身冒汗，上下牙打架，莫名的兴奋会从骨子里钻出来。

★ 一名女生在酒吧服下摇头丸后，摇头不止，直到呼吸困难、全身抽搐、倒地人事不省，被送医院抢救才挽回生命。

（4）K 粉

"K"粉的主要成分是氯胺酮，氯胺酮是一种分离性麻醉药，20 世纪 70 年代初用于临床，之后很快在人群中发生流行性滥用，氯胺酮是我国香港、澳门和台湾地区滥用的主要物质之一。滥用氯胺酮后主要导致神经精神中毒反应、幻觉和精神分裂样症状，表现为讲话含糊不清、头昏、精神错乱、过度兴奋、幻觉、幻视、幻听、运动功能障碍、抑郁以及在药物作用下出现怪异和危险行为。氯胺酮还可造成严重的泌尿系统伤害。有些滥用者将氯胺酮与海洛因、大麻等毒品一起使用，由此可导致毒品之间相互作用产生毒性的"协同"效应。很容易过量中毒甚至发生致命危险。

[案例]

有一位 18 岁的女病人两年前开始吸食氯胺酮，当医护人员为她作智力测验时，发现她的智力已下降至 86，与医学上对弱智所定义的 70 相距不远，而正常人的平均智力应该在 100 以上。

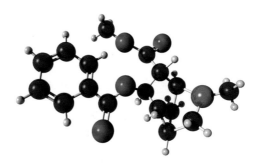

合成类毒品滥用对身体的危害

皮肤：
　　感染
　　损伤
　　破溃
　　烧灼伤
牙齿：
　　变黑
　　龋齿
　　牙齿断裂
　　牙周病
心血管系统：
　　高血压
　　心脏扩张
　　心律失常
　　心肌梗死
　　动脉瘤
感染：
　　HIV 感染风险增加
　　乙肝、丙肝感染
　　性传播疾病
　　免疫功能下降
呼吸系统：
　　急性肺水肿
　　肺高压病
　　呼吸道吸入性损伤
　　呼吸困难

精神抑郁：
　　抑郁
　　暴力行为、冲动
　　强迫行为
　　易激惹、躁狂
　　焦虑、分裂症状
　　幻觉：幻听、幻视
　　苯丙胺中毒精神病
代谢：
　　肌酸酐酶增加
　　发热
　　代谢性酸中毒
泌尿系统：
　　横纹肌溶解
　　急性肾衰竭
　　脱水
　　血管收缩
神经系统：
　　脑卒中
　　反射亢进
　　癫痫发作

　　海洛因和冰毒、摇头丸、氯胺酮分别是传统毒品的代表和合成毒品的代表，由以上介绍可以看出，传统毒品和新型合成毒品尽管都有很强的成瘾性，但两者滥用导致的机体中毒症状或反应不尽相同，此外，两类毒品滥用后导致的社会后果也有所区别：第一种是在吸毒成瘾倾家荡产后为满足毒欲或吸毒所需经济支出而导致的犯罪，主要表现为抢劫、偷盗、以贩毒养吸、以性换取毒品的卖淫等违法犯罪活动，这种情况主要发生在海洛因滥用群体中；第二种是滥用毒品后在毒品的作用下产生异常的精神和行为导致的犯罪，例如滥用冰毒、摇头丸和 K 粉后由于中枢神经系统高度兴奋或产生幻觉、错觉所导致易激惹、不计后果、不可控制的攻击、暴力行为导致的违法犯罪。

22. 吸食大麻会上瘾吗？对人体有什么危害

大麻是列入联合国麻醉药品单一公约管制级别最高的违禁毒品，其成瘾性是不言而喻的。全球滥用大麻的人数达2亿以上，是滥用最广泛的毒品种类。尽管目前我国尚未发生大麻的流行性滥用，但应警惕和预防在我国，特别是青少年中发生大麻滥用。吸食大麻对人的身心损害很大，主要表现为：

（1）对心肺功能、内分泌系统都具有损伤作用。动物实验表明，大麻的"三致"（致畸、致癌、致突变）作用均为阳性。

（2）对神经、精神系统损伤尤其严重。大量的临床观察表明，吸食大麻可诱发精神错乱、偏执狂和精神分裂症状等。

除直接毒性作用外，大麻还可产生间接危害作用，对青少年危害极大：一是大麻往往是吸食其他毒品的"入门物质"或踏板。美国的一项调查显示，青少年滥用毒品有一个一般性的规律或过程，第一阶段是吸烟饮酒，第二阶段是滥用大麻，再发展就会滥用海洛因和冰毒等危害更大的毒品；二是大麻吸食者往往沉溺于大麻吸食而无法自拔，滥用后出现情感淡漠、冷漠、呆滞、懒散、睡眠周期改变，对个人仪表、生活均失去兴趣，或根本失去工作和学习能力。从而部分或全部丧失了社会职能，因此，这种情况在美国被称之为大麻滥用导致的"无动机性综合征"或"堕落综合征"；三是大麻滥用后出现幻觉，常可导致危害社会的犯罪和攻击暴力行为。

23. 毒品与艾滋病的关系

吸毒不仅能摧毁人的意志和健康、引发违法犯罪活动，还会导致疾病的传播和流行，造成严重公共卫生问题。吸毒与艾滋病被认为是一对"孪生兄弟"或吸毒是促进艾滋病流行的一大帮凶。吸毒时主要通过共用注射器、诱发性乱行为等方式导致艾滋病的传播。首先，吸毒者毒瘾发作后，往往不能控制自己的行为，多人共用注射器的行为时有发生，艾滋病病毒感染者的血液通过共用注射器将病毒从一个人传到另一个人。其次，吸毒者的性行为非常混乱，一些女性吸毒者为了维系吸毒，往往从事卖淫嫖娼活动"以淫养吸"。而新型合成毒品由于具有刺激性欲作用，更容易引发群体性性乱，发生无保护的性行为，这也导致了艾滋病病毒从吸毒重点人群向一般人群的扩散蔓延。

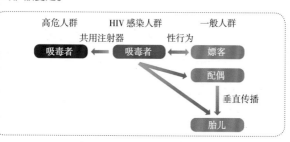

吸毒者感染和传播 HIV 的可能途径

24. 怎样拒绝毒品的诱惑

青少年是药物滥用的高危和高发人群。青少年好奇心强、辨别是非能力比较差、社会经验比较少，易受到同辈群体（同学、朋友）的影响，容易义气、感情用事，易冲动，这些特点加之不良交友、交往和对毒品错误的认知，都是滥用药物的高危因素。因此，针对这些特点，可以从以下方面着手拒绝毒品的诱惑：

（1）要树立吸毒违法的法制观念。牢固地树立吸毒违法的法制观念，自觉遵守国家法律。

（2）要正确认识毒品的危害性和成瘾性。

（3）建立思想防线，树立正确的人生观、价值观，有理想和追求。锻炼自己的抗挫折能力，遇到挫折和困难，不要消沉和一蹶不振。

（4）养成健康积极向上的生活方式，从不吸烟、不酗酒做起，不沾染不良生活习惯。

（5）慎重交友。俗话说近朱者赤近墨者黑，青少年交友要慎重，特别是不要轻易相信陌生人，或接受他们的邀请和赠与。

（6）不涉足声色场所。歌厅、舞厅、游戏厅、酒吧等是毒品违法犯罪活动的高发地，贩毒者往往在此引诱新人上钩。

（7）积极参加禁毒活动。增强防范意识，同时尽自己的力量为社会禁毒做出贡献。

（8）把握好奇心，拒绝尝试。如果有朋友使用消除心情不快的饮料或药片，要知道人的心情根本上并不取决于喝了什么，这样的饮料只能一时改变你心情，过后将带来灾难性的伤害，包括身体和心情。坚决拒绝尝试任何能消除心情不快的诱惑。

青少年新型合成毒品滥用的因素和错误认识

一是受到同学、朋友或不良交往的影响，抱着"吸着玩儿"或"吸一两次没什么，不会上瘾"的盲从或无知、侥幸心理而尝试吸毒；

二是将吸食毒品作为一种社会时尚或娱乐减压的方式，错误地认为"张三"、"李四"等业内人士或圈内朋友在吸食，将其作为显示身份、地位或做为减压发泄的方式而盲目跟从效仿；

三是对毒品危害性持怀疑态度和逆反心理。这些人一方面对毒品及其成瘾性缺乏正确认知，另一方面却认为对毒品危害性的宣传是危言耸听，偏要"以身试毒"，上瘾后再后悔莫及。

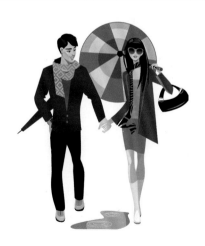

25. 艾滋病的流行会导致哪些社会问题

（1）导致青壮年人口发病和死亡，造成年轻劳动力损失，影响了经济的发展。

（2）导致贫困人口增加，加大贫富差距。全世界约90%的艾滋病病毒感染者和病人生活在发展中国家，艾滋病流行加剧了低收入阶层的贫困。

（3）导致了大量的孤儿和孤老，并由此带来一系列的社会问题。受艾滋病影响的孤儿和孤老不仅失去亲人的关爱和照顾，其基本的居住、饮食、健康和教育的权利也受到严重影响。

（4）导致住院需求和医疗费用的急剧增加。卫生资源大量消耗，使一些卫生资源本来就十分有限的发展中国家受到严重影响，造成了沉重的经济负担。在某些艾滋病高度流行的非洲国家，与艾滋病相关的医疗费用占了国家卫生预算的1/2至2/3。

26. 为什么消除艾滋病社会歧视很重要

（1）对艾滋病感染者的歧视源于无知和偏见。与艾滋病病毒感染者日常生活和工作接触，不会传染艾滋病。对艾滋病病毒感染者而言，感染HIV不全是由于个人不良行为造成的，每个人都有感染HIV的可能。不管是什么原因导致的感染，HIV感染者与其他病人一样，需要的是人们和社会给予人道主义的关心和帮助。

（2）对 HIV 感染者的歧视，只会使其迫于各方面的压力，将自己隐藏的更深，使之更难以发现和接受治疗，有些感染者迫于社会的压力，产生报复社会的心理，甚至制造恶意传播，最终害的将是整个社会。

（3）我们的敌人是艾滋病病毒，而不是艾滋病病毒感染者。关心和支持艾滋病感染者和病人是每个公民应尽的义务和责任，同时也是遏制艾滋病蔓延的有效措施。我们应该携手共同营造没有歧视的社会环境。

27. 什么是艾滋病同伴教育

同伴教育就是利用青年的趋众倾向，对青年进行教育的方式。同伴教育可以视为小组合作学习的一种形式，它是利用青年同伴压力的积极因素，对青年进行教育的方式，强调的是对那些有影响力和号召力的青年进行前期培训，使他们掌握一定的知识和技巧，然后通过他们，利用多种方式向周围的青年传播知识和技能。同伴教育常常应用于预防艾滋病，反对毒品，戒烟，反对酗酒等方面。

艾滋病同伴教育主要采用小组讨论、游戏、角色扮演等参与性、互动性很强的方式传递预防艾滋病的知识。同伴教育的培训中，侧重于态度的讨论和技能的培训，而不是知识的传授。其中主持人的角色不是老师，而是话题讨论的引导者，启发大家就共同关心的话题提出建议。主持人侧重正确知识和核心信息的传达，而不将知识的讲解作为重点。

28. 参与艾滋病同伴教育

做一名合格的同伴教育员需要接受专业的艾滋病同伴教育的培训。感兴趣的同学可以向当地疾病预防控制中心或防艾社会组织寻求帮助，参加同伴教育员培训，掌握艾滋病同伴教育的方法和技巧。

通过艾滋病同伴教育培训成为一名同伴教育员后，就可以在自己所在学校、班级或社团中开展同伴教育活动。也可以再发展更多的人成为同伴教育员，将预防艾滋病的知识扩散出去。

29. 面对艾滋病，我能做什么

青年人既是预防艾滋病的重点人群，又是迎战艾滋病的生力军。预防艾滋病是大学生的责任、义务。大学生可以结合自己所学专业和兴趣爱好，参与到艾滋病防治的方方面面，为预防艾滋病贡献自己的一份力量。大家都有一个共同的名字——志愿者！

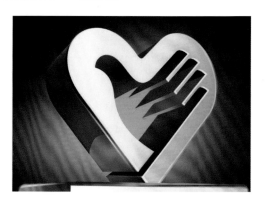

（1）我的健康我做主。关心和维护自己的健康，坚持健康的生活方式，遵循 ABC 原则、接受检测、远离毒品、预防艾滋。

（2）开展同伴教育。在所在学校、班级、社团开展艾滋病同伴教育活动。

（3）开展基线调查。结合自身的专业特点设计一些小范围的调查，以便了解当代大学生群体对性、防艾的态度和行为，有利于更好地开展防艾宣传。

（4）开展宣传活动在校园、社区等场所通过发放宣传材料、设计制作展板、宣传画、表演节目等形式开展防艾宣传。

（5）参与关怀活动，参与艾滋病致孤儿童、孤老的帮扶活动，为他们送去一片温暖和关爱。

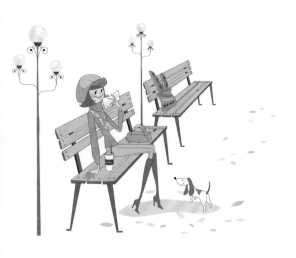

附录：同伴教育小游戏

1. 破冰小游戏

三句实话和一句谎话

目的：让大家互相熟悉了解，打破沉默僵局

每一个人在纸上写上自己的名字，同时写上与自己有关的话，其中有三句是实话，另外一句是谎话。例如："小明，喜欢唱歌，爱好足球，擅长修自行车，曾经攀登过珠穆朗玛峰。"然后所有人围成一圈，拿着自己的纸，两个人配成一对，互相给对方看自己的纸，让对方猜哪一句是谎话。

2. 演示正确使用安全套

目的：向参加者提供实际操作安全套的使用机会

时间：5 分钟

所需材料：安全套、一根香蕉

步骤：

（1）检查有效期并寻找是否有磨损的迹象，比如脱色、撕开或包装变脆。不要使用过期的或看上去旧的安全套。

（2）从一侧小心地撕开包装。尽量不要用牙齿或手指甲，以免损坏安全套。将卷上的安全套放在香蕉的顶部。

（3）用一只手的拇指和食指握住安全套的顶端小囊（顶端小囊的空间是用来收集精液的）。

将安全套套在香蕉（阴茎）的顶端，通过推动安全套的圆环将安全套顺香蕉（阴茎）往下展开。（如果这样做很难，说明安全套放反了。将安全套换一面，拿住另一面的顶端小囊，再展开。）

（4）如果圆环抵达了香蕉（阴茎）的根部（到达阴毛的部位），就可以插入了。性交和射精后，按住安全套的圆环，在阴茎疲软前抽出。将安全套打上一个结以密封精液。将安全套丢到安全的地方。下一次使用新的安全套。

（5）将参与者分成 5 人一组进行练习使用安全套，在旁边观察的参加者指出存在什么困难或疏忽了哪些步骤。

3. 野火游戏

目的：了解艾滋病的传播速度

步骤：

游戏需要 1 名主持人，参与者数量不限，数量最好大于 10 人。

（1）主持人预先指定 3 名参与者（假定为艾滋病感染者），告诉他们与人握手时用手指轻抠对方的手心。

（2）提醒其他参与者，当与别人握手时，手心有可能被轻抠。那些已经被抠的人在之后的握手中必须也去抠对方的手心。

（3）然后，让所有参与者在房间内自由活动并自愿与别人握手，对象的数量不限。

（4）确认所有参与者明白游戏规则后，游戏开始，时间为5分钟。

（5）主持人让参与者回到自己的座位并提问："有多少人手心被抠了？"并数举手者的数目。

（6）主持人告诉大家：最初只有3个人被指定在握手时去抠别人的手心，注意在游戏这短短的一段时间内许多人的手心都被抠了。

（7）主持人提问：

当你们被要求与别人握手的时候你们是怎么想的？

当别人抠你的手心的时候你有怎样的感受？

手心被抠之后你是怎样做的？

现在你了解这个游戏的意义之后你是怎么想的？

你们知道最初的那3名抠手心者的身份吗？

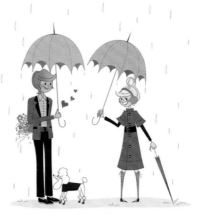

这个游戏能够被用于展示 HIV 的传播。对于开始这一段关于艾滋病的内容来说，这是一个有用的游戏。它可以创造一个争论和好奇的环境。

请注意，野火游戏的内涵是十分丰富的，在时间紧张的情况下，你可以通过这个游戏展示几乎涵盖所有环节的知识点：例如，在选择抠与不抠之间是"选择和做决定"；在大家对普遍追问第一个抠手心的人是谁，并很想找出这个人"绳之以法"，这涉及"对艾滋病病人的理解"；被抠手心以后，有人特别乐意再去抠其他人，但是有些人就不再和其他人握手了，这涉及"感染艾滋病病毒后的心理"。从大家不知道谁是第一个，可以引出"从外表看不出一个人是否感染了 HIV"，因为 HIV 可以长期潜伏在身体内而不表现出任何症状或体征。确定一个人是否感染了 HIV，需要做 HIV 抗体检测，即化验血液中是否有 HIV 抗体。抗体检测有两种结果：阳性和阴性。

4. 学会说"不"

目的：掌握拒绝的技巧

步骤：

（1）将参与培训者分为多个小组，每个小组由三个人组成。

（2）角色分工：小组中一个人为要求者，一个人为被要求者，另一人为观察记录者。

（3）要求者可以设为领导、老板、老师、同事或同学，被要求者相应地设为下属、员工、学生和同学。

（4）要求者向被要求者提出各种要求，包括合理的和不合理的、安全的和不安全的、有益的和有害的要求，可以采取命令、亲情、关怀等不同的策略；

（5）被要求者要对提出的各种要求做出回应，首先你要确定是采取接受、搁置还是拒绝等的策略来回应要求，然后采取你自己的方式来应对。

（6）观察者记录各类要求、回应及结果。

（7）汇报，集中各组，由各小组的观察者进行汇报，说明活动中提出了哪些要求、哪些得到接受、哪些遭到了拒绝、如何拒绝的、有哪些拒绝的技巧和策略？

小贴士：

有的同学当面对别人的要求时，很难说出"不"，担心会致对方生气和破坏关系，或者让对方对自己失望。

但是，在很多情况下，我们必须说"不"，我们不能因为担心破坏关系和引起冲突而将"不"留在自己的心里，当然如何说出"不"而同时不破坏关系和引起冲突是我们需要掌握的技巧。

记住：你完全有权说"不"，没有任何理由觉得心虚。

要说明一下为什么说"不"，能使你心情更好。

你可以提出不同的解决办法。